AF336752

DOCTEUR LOUIS FERRIEUX

Ex-Interne des Hôpitaux de Grenoble
Ex-Prosecteur à l'École de Médecine

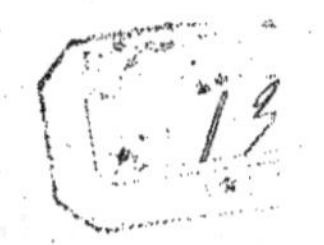

DE LA

VALEUR SYMPTOMATIQUE

DE LA

PARALYSIE FACIALE

DANS LE CANCER DE LA PAROTIDE

(Forme Squirrhe)

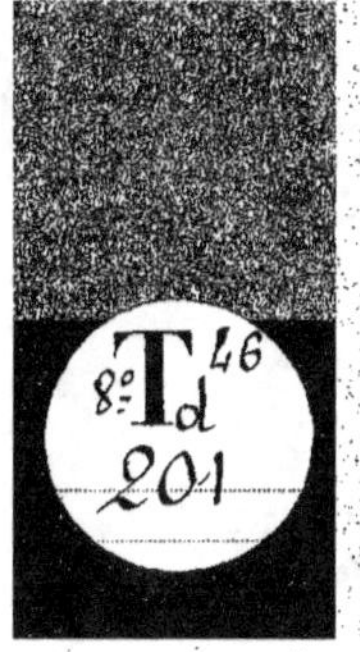

8° T 46 d 201

GRENOBLE
IMPRIMERIE GUIRIMAND
56, Avenue Félix-Viallet

1920

DOCTEUR LOUIS FERRIEUX

Ex-Interne des Hôpitaux de Grenoble

Ex-Prosecteur à l'École de Médecine

DE LA

VALEUR SYMPTOMATIQUE

DE LA

PARALYSIE FACIALE

DANS LE CANCER DE LA PAROTIDE

(Forme Squirrhe)

GRENOBLE

IMPRIMERIE GUIRIMAND

56, Avenue Félix-Viallet

—

1920

A LA MÉMOIRE VÉNÉRÉE DE MA MÈRE

A MA FEMME

A MON PÈRE ET A MON FRÈRE

A MES PARENTS

A MES AMIS

A MON PRÉSIDENT DE THÈSE
MONSIEUR LE PROFESSEUR TIXIER
Professeur de clinique chirurgicale

Il nous fait le grand honneur
d'accepter la présidence de cette
thèse.
Nous le prions d'agréer l'hommage de nos très respectueux
remerciements.

A MONSIEUR LE DOCTEUR BONNET
Chef de clinique chirurgicale

Il nous a inspiré le sujet de
cette thèse et n'a point ménagé
son temps et ses conseils.
Qu'il veuille bien agréer l'expression de notre profonde gratitude.

AUX MEMBRES DE MON JURY

A MONSIEUR LE DOCTEUR PERRIOL

Directeur de l'École de Médecine de Grenoble
Professeur de clinique chirurgicale

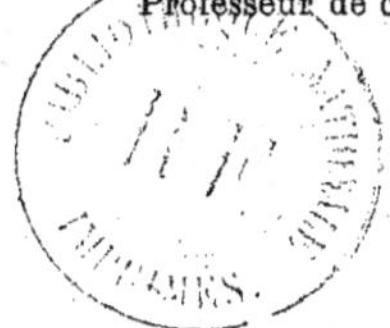

> Nous garderons toujours le souvenir du Maître qu'il a été pour nous, à qui nous devons la grosse part de notre formation médicale; nous n'oublierons jamais l'intérêt qu'il nous a porté.... Qu'il accepte ici l'expression de notre reconnaissance.

A MONSIEUR LE DOCTEUR BOSQUETTE

Chirurgien des Hôpitaux
Professeur suppléant de clinique chirurgicale

> Nous conserverons la fidèle mémoire de son enseignement. Nous n'oublierons point l'amitié qu'il a bien voulu nous témoigner au cours de nos études médicales et durant une année de guerre où nous avons eu le privilège de travailler à ses cotés.

A MES MAITRES DANS LES HOPITAUX

MM. LES DOCTEURS : PERRIOL.
BOSQUETTE.
PORTE.
GIRARD (in memoriam).
JACQUEMET.
TERMIER.
CIBERT.
CORNELOUP.

INTRODUCTION

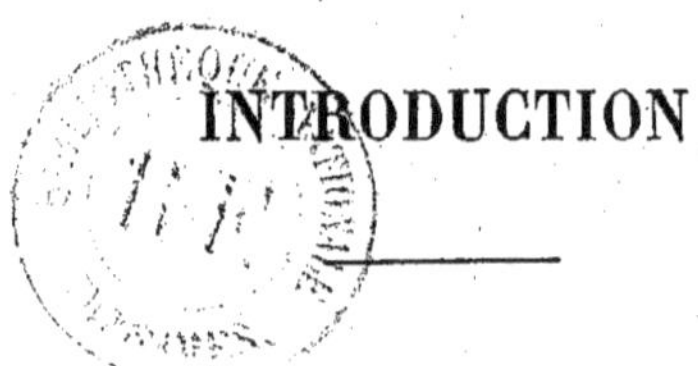

Tous les traités classiques décrivent deux formes au cancer primitif de la parotide : la forme encéphaloïde et la forme squirrhe. Elles sont différentes dans leur anatomie pathologique, dans leur histoire clinique et leur évolution. Il existe cependant un symptôme fonctionnel des plus caractéristiques, classique, commun à ces deux variétés d'une même affection : c'est la paralysie faciale. Mais alors qu'elle est le plus souvent tardive dans la forme encéphaloïde (et pourrait-on dire, elle est presque attendue, puisque dès le début le développement de la tumeur et ses caractères cliniques ont permis de poser le diagnostic) elle constitue dans la forme squirrhe « le symptôme le plus constant, le plus important, le plus précoce » (Michaux).

Ce qui frappe à l'examen du malade, c'est l'asymétrie faciale. Le petit noyau dur, irrégulier (en admettant qu'il existe à cette période de la maladie) qui constitue toute la tumeur, ou plus souvent, l'induration et la rétraction des téguments de la région qui est la caractéristique du squirrhe peuvent passer inaperçus. Le malade sera cata-

logué médical et soigné comme tel (Obs. 1, 2, 3, 4) jusqu'au jour où le squirrhe apparaîtra avec ses signes
caractéristiques.

Le but de ce modeste travail est d'essayer de prouver
à l'aide de quelques observations que le symptôme fonctionnel : paralysie faciale, qu'elle soit totale ou localisée
à la branche inférieure du nerf, est non seulement le plus
précoce mais l'unique signe objectif précédant, de longtemps, parfois, l'apparition d'un squirrhe de la parotide.

Etude anatomo-pathologique
et clinique du Squirrhe de la Parotide

Michaux, au chapitre II de sa thèse (Paris, nov. 1883), répondant à une objection possible sur la dénomination clinique de squirrhe et encéphaloïde écrit que le « sens précis attaché par nos anciens maîtres à ces deux mots, au point de vue de la rapidité de la marche et par conséquent du pronostic de l'affection et d'autre part les caractères histologiques suffisamment tranchés qui les distinguent m'ont paru des motifs suffisants pour ne rien changer à des termes consacrés par l'usage et la tradition ».

Et il divise le squirrhe de la parotide en deux formes : squirrhe atrophique, squirrhe diffus ou en plaques.

Sur le même sujet, Lenormant (Path. Externe, 1909), écrit : « Cette ancienne division en squirrhe et en encéphaloïde mérite d'être conservée ».

Le squirrhe, en effet, possède des caractères anatomo-pathologiques et physiques spéciaux qui expliquent sa symptomatologie.

Le squirrhe apparaît comme un petit noyau dur, ligneux, mal limité, fixé dès le début au niveau des parties voisines. Il ne présente aucune mobilité car des prolongements irréguliers et rameux l'unissent aux tissus

environnants, profonds et superficiels. La totalité de la
glande, les muscles, la mâchoire inférieure elle-même
sont englobés dans la masse squirrheuse. L'adhérence
est précoce à la peau qui ne peut plus être plissée à ce
niveau. Souvent même il n'existe pas de noyau, mais
d'abord une simple induration.

Précoce est également l'envahissement du système lymphatique. Débutant au niveau des ganglions parotidiens
il ne tarde pas à se propager à ceux du cou et du creux
sus-claviculaire ; véritable « grenaille » qu'une palpation
attentive permet de sentir sous forme de noyaux très
durs échelonnés et reliés entre eux « par des lymphatiques plus ou moins volumineux dont les cordons indurés
sont sensibles et quelquefois visibles à travers les téguments épaissis » (Michaux).

Suivant la variété : atrophique ou diffus, la déformation physique de la région, c'est-à-dire la tumeur diffère
d'aspect.

Le caractère dominant du *squirrhe atrophique* est une
rétraction. Débutant au niveau de la glande, ce *ratatinement* envahit rapidement les parties voisines et englobe
le lobule de l'oreille. Au centre, par suite de l'adhérence
à la peau, se voit parfois une dépression d'où partent une
série de sillons radiés. Cette dépression centrale peut
aller jusqu'à l'ulcération : ulcération plus rare, plus tardive, moins profonde, moins extensive que dans l'encéphaloïde. Mais l'on comprend qu'ici les hémorragies
soient nulles : les vaisseaux comprimés avant d'être ou-
verts, ne saignent pas.

Dans le *squirrhe diffus* ou en plaques, la tumeur est
constituée par « des téguments durs au toucher, rugueux,

coriaces, épaissis, d'une teinte rouge très marquée. Il semble, comme le dit Velpeau à propos du squirrhe en cuirasse du sein que les téguments aient été tannés, que ce soit une portion de cuir ferme qui ait pris la place de la peau naturelle » (Michaux).

Le squirrhe se voit en général chez l'homme vers 50 à 60 ans ; son évolution est très lente.

A ces signes physiques bien caractéristiques correspondent des symptômes fonctionnels, dûs pour la plupart à cette induration générale de la région parotidienne. Nous allons les passer rapidement en revue, tout en notant leur existence dans les observations que nous avons pu recueillir, nous réservant d'étudier en dernier lieu le trouble fonctionnel le plus important du squirrhe parotidien : la paralysie faciale, et d'insister sur ce fait qu'elle constitue le seul symptôme du squirrhe au début.

Les douleurs si précoces, si violentes dans la variété encéphaloïde sont ici tardives et peu intenses. Duplay (Obs. 8) insiste sur ce dernier caractère. Pour Michaux, elles manquent parfois complètement ou sont remplacées par des picotements, des fourmillements de la région. Tardives chez la plupart des malades qui ont fait l'objet des observations de cette thèse (3 ans 1/2 après le début de la paralysie faciale dans Obs. 1 ; 2 ans dans Obs. 3) elles ont été, une fois installées, très intenses.

Dans cinq des observations (Obs. 1, 2, 4, 5, 7) nous avons noté les troubles de calorification, la teinte rouge violacée des téguments, que Michaux place dans le tableau symtômatique du squirrhe et dont il cherche la cause dans l'irritation du grand sympathique par la tumeur. Elle expliquerait aussi les sensations de picotements, de fourmillements ressenties par les malades.

Les troubles de l'ouïe consistant surtout en bourdonnements et dûs en grande partie à l'effacement du conduit auditif externe par l'induration du pavillon de l'oreille sont notés dans les Obs. 2, 3, 4.

Ce blindage de la région, cette induration s'infiltrant profondément dans les muscles apportent une grande gêne dans les mouvements de mastication. Le trismus est relaté dans les Obs. 1, 2, 3. Les mouvements de la tête et du cou sont limités. Il existe « une sorte de torticolis spécial au squirrhe dû tout à la fois à l'immobilisation, à l'adhérence, à l'induration du sterno-cleido-mastoïdien transformé en véritable plaque inextensible, ainsi qu'au volume et à l'engorgement ganglionnaire qui constitue « une véritable corde noueuse et inextensible, étendue du creux parotidien au creux sus-claviculaire » (Michaux).

Nous nous arrêterons plus longuement sur les troubles fonctionnels que provoque par compression nerveuse le squirrhe parotidien.

Nous rappelant la situation topographique et les rapports de la glande parotidienne, nous pouvons préjuger des nerfs crâniens qui seront lésés par la production morbide : tumeur ou ganglion. Ce seront les 7e, 9e, 10e, 11e, 12e paire, auxquelles s'ajoutent le grand sympathique. Le nerf facial sera atteint après sa sortie du trou stylo-mastoïdien ; les nerfs glosso-pharyngien, pneumogastrique, spinal, et grand hypoglosse soit à la base du crâne, soit surtout au niveau de l'espace sous-maxillaire postérieur. Ces troubles de compression sont dûs à l'en-

vahissement du prolongement pharyngien de la parotide
par le processus cancéreux.

Nous insisterons plus loin sur la fréquence de la paralysie faciale (c'est l'objet de notre travail) ; mais nous
voudrions montrer pour l'instant l'existence de paralysies
d'autres nerfs crâniens et faire entrevoir la possibilité de
l'association de ces paralysies par compression néoplasique avec celle de la VII° paire. C'est là un symptôme
caractérisque dans l'histoire clinique du squirrhe parotidien.

Vernet dans sa thèse (Lyon 1915) étudie les Paralysies
laryngées associées. Il en établit une classification en se
basant « non pas sur les organes paralysés, mais sur
l'altération elle-même de chacun des quatre derniers
nerfs crâniens ».

Selon le point de leur trajet où ces nerfs sont touchés,
leur association avec la paralysie laryngée constitue soit
des paralysies parcellaires, soit les divers syndromes
d'Avellis, de Schmidt... etc... qui peuvent être périphé-
riques ou centraux. Le grand sympathique peut être ou
non associé à ces formes.

On comprend facilement que ce blindage de la région
qui constitue le squirrhe parotidien, blindage qui se
prolonge loin profondément, puisse provoquer par l'en-
globement dans la masse néoplasique des nerfs crâniens,
l'association d'autres paralysies à la paralysie faciale.

Vernet fait une large place dans l'étiologie aux tumeurs
et quelques unes de ses observations portent comme
cause des paralysies associées les tumeurs parotidiennes.
« Par son volume, son siège, dit-il, la tumeur pourra

sans doute gagner d'autres nerfs crâniens voisins, l'auditif et le facial.»

Pour nous, dans le squirrhe parotidien, la paralysie faciale est la première en date et les autres se présentent avec leurs symptômes propres, suivant la progression de la masse néoplasique.

Presque toutes les observations que nous citons, relatent l'état de rougeur violacée des téguments de la glande parotide, que Michaux rapportait déjà à la lésion du grand sympathique. Le myosis est noté dans l'Obs. 1, C'est du reste cette observation qui est la plus caractéristique des troubles de compression des nerfs crâniens à la base du crâne.

Le spinal est souvent lésé ; la lésion peut porter sur le nerf lui-même ou sur une de ses branches. Dans l'Obs. 1 la paralysie était complète (paralysie du sterno-cleido-mastoïdien, du trapèze ; troubles de la déglutition, de la parole, des pulsations cardiaques). C'est en somme un syndrome de Schmit qui s'associe à la paralysie faciale.

L'Obs. 4 note une parésie du grand hypoglosse (gêne dans les mouvements de la langue) et du glosso-pharyngien (altérations du goût). Ce dernier nerf était complètement paralysé dans l'Obs. 1.

Valeur Symptomatique
de la Paralysie Faciale

Ces paralysies ne surviennent en général qu'à une date assez éloignée de l'évolution du squirrhe. La paralysie faciale au contraire est non seulement le symptôme le plus précoce du squirrhe, mais très souvent l'unique symptôme de l'affection. La tumeur en effet n'existe pas, tout au moins avec les apparences extérieures de tumeur. C'est une rétraction, une induration, un blindage de la région qui peut passer inaperçu. Le seul symptôme qui frappe à l'examen est la paralysie faciale. Le malade semble être un médical, disions-nous au début de ce travail : les observations que nous rapportons en sont la preuve. Ces malades ont été soignés pour leur asymétrie faciale (Obs. I, II, IV, V) qui était le seul symtôme morbide. Précoce, elle l'a été cette paralysie puisqu'elle a précédé de un an l'apparition de la tumeur squirrheuse (Obs. IV).

La paralysie faciale se présente avec le tableau symptômatique classique du type périphérique.

L'hemiplegie faciale s'installe progressivement : simple paresie faciale au début, frappant quelques muscles seulement (Obs. III), elle se transforme peu à peu en paralysie avec tout son cortège symptômatique. Elle peut être complète (atteinte du facial supérieur) ou incomplète (intégrité du facial supérieur).

2

La paralysie complète du nerf facial, nerf de la mimique se traduit par une asymétrie faciale avec son aspect caractéristique.

A l'état de repos, la moitié de la face est immobile et sans expression, attirée du côté sain par l'action de ses muscles privés de leurs antagonistes. L'œil reste plus ouvert ; son globe oculaire est à découvert, son occlusion est impossible même pendant le sommeil par paralysie de l'orbiculaire et conservation du releveur de la paupière supérieure innervé par le moteur oculaire commun. La paupière inférieure est légèrement renversée (ce fut le phénomène dominant du début de la maladie chez le malade de l'Obs. III et pour lequel il fut soigné). Les larmes ne sont plus étalées par manque d'action des points lacrymaux ; les poussières s'accumulent dans les culs de sac conjonctivaux et ne sont plus balayées par le liquide lacrymal. Ces phénomènes dus à la paralysie du muscle de Horner, joints à la lagophtalmie sont la cause de conjonctivites et de kératites fréquentes. La pointe du nez est déviée du côté sain ainsi que la commissure labiale attirée en haut du même côté.

Dès que le malade exécute des mouvements le contraste est plus frappant entre les deux côtés de la physionomie et l'abolition de la mimique du côté paralysé atteint son maximum. La joue paralysée reste flasque, soulevée par l'expiration (le malade fume la pipe) ; la prononciation des labiales est difficile ; le malade ne peut ni siffler, ni souffler. Pendant la mastication qui est très gênée, les aliments ne peuvent être ramenés sous les arcades dentaires et s'accumulent entre la joue et les gencives.

Dans d'autres cas, la paralysie faciale se borne au

territoire innervé par la branche cervico-faciale (Chrétien). (Obs. VIII.)

Tel est le tableau symptômatique résumé de la paralysie faciale type périphérique que l'on rencontre dans les cas de squirrhe parotidien.

Sur la valeur symptômatique de la paralysie faciale, Chrétien écrivait : « Quand l'immobilité de la face est absolue, quand elle s'est montrée d'assez bonne heure, quand, en outre au lieu de se limiter à quelques muscles, elle en intéresse un plus grand nombre, alors le nerf est certainement entouré par la tumeur et souvent cette paralysie complète et étendue, surtout si elle a été précoce, devient même un indice de la mauvaise nature de la tumeur qui l'a provoquée. »

L'on admet généralement que le nerf est englobé par la tumeur squirrheuse. L'autopsie du malade de l'Obs. IV a montré que le nerf était « absolument confondu et dégénéré dans la masse squirrheuse glandulaire ». Et l'Obs. VIII se termine ainsi : « La paralysie faciale est d'un mauvais augure, car elle indique non seulement une compression, mais un envahissement du nerf par la production morbide. Les tumeurs bénignes ne donnent pas en général naissance à cette complication. »

Valeur diagnostique
de la Paralysie Faciale

Symptôme précoce, symptôme constant, symptôme souvent unique précédant de longtemps l'apparition de la tumeur, c'est ainsi que se présente la paralysie faciale dans le squirrhe de la parotide. Ce symptôme constitue le grand élément du diagnostic sans doute, mais à cause de ses caractères eux-mêmes, le diagnostic causal est souvent faussé. Le malade consulte le médecin pour sa déviation de la face ; la tumeur n'existe pas ou l'induration caractéristique du squirrhe passe inaperçue et la paralysie faciale reste le symptôme dominant de l'histoire clinique dont il faut trouver la cause pour instituer un traitement approprié.

Et si nous relisons les observations que nous rapportons, nous voyons que cinq des malades qui en font l'objet, ont été soignés longtemps pour ce symptôme dont la vraie cause n'avait pas été trouvée.

On diagnostique une « petite attaque » dans l'Obs. III ; une specificité ancienne dans l'Obs. V ; et le malade est soigné avec de l'iodure de potassium.

Pour le « renversement de la paupière inférieure », le malade de l'Obs. IV est opéré « par la suture partielle de l'angle externe de la fente palpébrale » ; et le malade de l'Obs. II est soigné uniquement pour sa paralysie faciale, qui semble être sa seule affection.

L'erreur de diagnostic causal peut avoir parfois d'autres conséquences plus fâcheuses pour le malade... et le médecin. Témoin le malade de l'Obs. I qui fut puni de huit jours de prison pour ses venues trop fréquentes à la visite médicale, nécessitées par les troubles dûs à sa paralysie faciale. Quelle responsabilité pour le médecin !

C'est dire que le diagnostic causal est difficile lorsque la paralysie faciale constitue le symptôme unique du squirrhe parotidien.

Il l'est encore lorsque plus tard dans l'évolution de la tumeur la paralysie faciale coïncide avec l'induration de la région parotidienne. Sans entrer dans tous les détails du diagnostic différentiel causal de la paralysie faciale, nous tenons à signaler qu'elle est un symptôme fréquent des affections chirurgicales de la mastoïde sur laquelle elle doit tout d'abord attirer l'attention. Elle est en effet le premier et seul signe souvent des mastoïdites latentes avec gros dégâts osseux du côté de la mastoïde. C'est dire qu'un examen attentif de cette région doit être fait qui tout en éliminant une affection mastoïdienne comme cause, permettra de ne pas laisser passer inaperçue cette induration spéciale de la région parotidienne qui constitue le squirrhe et sur lequel, la paralysie faciale, unique symptôme, aura attiré l'attention.

OBSERVATION I

(Recueillie dans la Clinique de M. le Professeur Tixier)

L... Claude, 45 ans, cultivateur.

Le malade entre dans la clinique de M. le Professeur Tixier, alors suppléé par le Docteur Bonnet, le 20 février 1920, pour des douleurs intenses dans la région parotidienne gauche. Ces douleurs empêchent tout sommeil.

Antécédents héréditaires : Père mort à 89 ans ; mère morte à 75 ans d'accident ; trois sœurs en bonne santé.

Antécédents personnels : Il n'y a rien à signaler, si ce n'est que le malade aurait été réformé après quatre mois de service militaire pour palpitations. Depuis il n'a pas eu de maladie.

Ce malade avait remarqué depuis 1908, l'existence à gauche, sur le lobule de l'oreille, d'une petite tuméfaction dure du volume d'une noisette, qui ne se manifestait par aucun symptôme fonctionnel. Jamais il n'eut l'idée d'attirer sur elle l'attention d'un médecin. Vint la guerre : le malade, ancien réformé, fut récupéré en mars 1915. Il fut envoyé sur le front où il séjourna jusqu'au 27 juillet 1915, A cette date il fut évacué pour *paralysie faciale gauche*. Pour cette lésion il fut envoyé au centre de Vichy où il subit quarante séances d'électro-thérapie sans résultats.

Renvoyé à son dépôt il se présente maintes fois à la visite médicale pour les troubles dûs à sa paralysie faciale et sans doute il lassa par ses venues fréquentes la patience du médecin et celle de ses chefs, car un jour il fut décidé qu'il était un simulateur et pour ce motif il fut puni de huit jours de prison. Il fallut la visite fortuite d'un chirurgien en août 1916 et un examen méthodique de la paralysie faciale pour en faire découvrir la cause probable dans la présence d'une induration de la région parotidienne.

Après trois séances de radiothérapie restées sans amélioration nette, on décida une intervention sur la parotide dans le but de dégager le nerf facial. Entre temps, le malade se fit arracher trois dents du côté gauche, espérant soulager la douleur.

La tumeur située sous le lobule de l'oreille, restée sans changement de volume depuis 1908, fut enlevée en novembre 1916. Les douleurs furent à peine modifiées ; la paralysie faciale s'accentua et le malade fut réformé.

Il put, pendant quelque temps, reprendre son travail, mais devant l'intensité croissante des douleurs, il se décida à entrer à l'Hôtel-Dieu.

Jusqu'en janvier 1919, l'état général était resté bon, sans modifications.

Cependant le *trismus* qui était apparu depuis 1916 avait augmenté et finalement, le malade ne pouvant plus s'alimenter, fit arracher, pour faire la voie aux aliments, toutes les dents de la mâchoire supérieure et de la mâchoire inférieure du côté gauche.

Depuis un an *les douleurs* sont devenues intenses, surtout nocturnes empêchant tout sommeil, et le malade s'est cachectisé en grande partie du fait de la douleur et a maigri de 15 kilogs.

A l'examen (février 1920) on est frappé immédiatement par une *paralysie faciale gauche* totale qui déforme la face au plus haut point et donne lieu à des complications du côté de la conjonctive.

L'attention est attirée du côté de l'oreille par la paralysie faciale : le conduit auditif est presque complètement obturé par un œdème dur de ses parois qui viennent au contact l'une de l'autre ; le pavillon de l'oreille est nettement plus chaud que du côté droit et violacé. Sous le lobule de l'oreille se voit la cicatrice de l'intervention. A ce niveau n'existe aucune tumeur, mais une induration mal limitée, semblant faire corps avec la branche montante du maxillaire en avant, se confondant en arrière avec un œdème dur de la région mastoïdienne et diminuant au niveau de l'angle de la mâchoire. Les téguments violacés font corps avec cette induration qui blinde la région parotidienne.

La palpation au niveau de l'articulation temporo-maxillaire est douloureuse. La palpation permet de rencontrer un certain nombre de ganglions du volume d'un pois, durs, semés le long de la région carotidienne.

Le *trismus* est extrêmement prononcé ; il ne permet qu'un écartement de deux millimètres et paraît dû surtout à l'induration parotidienne et à l'atteinte de l'articulation temporo-maxillaire.

Il existe un léger *torticolis* : le muscle sterno-cléido-mastoïdien fait saillie comme une corde tendue, sous les téguments. Son insertion mastoïdienne est engaînée dans la zone d'induration. Le muscle lui-même paraît atrophié ; un peu flasque il se contracte mal et semble au moins parésié, malgré qu'à première vue il paraisse en contracture sous les téguments.

Il est probable que le nerf spinal est englobé dans l'induration à la base du crâne car le trapèze du côté gauche est très nettement parésié ; il dessine sous les téguments un relief tranchant et le relèvement de l'épaule s'opère avec moins de force que du côté droit.

Plusieurs nerfs semblent d'ailleurs intéressés comme s'ils étaient englobés à la base du crâne par le prolongement pharyngien de la parotide.

Il existe à gauche de la rougeur de la face et un certain degré de myosis. Le malade rejette assez fréquemment les aliments liquides par le nez au moment de la déglutition, mais il est difficile de préciser par la vue directe du voile qui n'est possible qu'à travers la brèche artificielle créée par l'avulsion des dents, les signes d'une paralysie du voile.

La voix est très modifiée, rauque, voilée, non bitonale ; l'examen des cordes vocales est impossible.

Le cartilage thyroïde est très nettement dévié vers la droite, offrant à la palpation sa face gauche devenue plus antérieure.

Le pouls est accéléré, les pulsations varient entre 120 et 140.

Le doigt introduit dans la cavité buccale, perçoit une induration particulière de la région amygdalienne gauche.

Les douleurs sont localisées à la région parotidienne,

avec cependant quelques irradiations imprécises vers l'œil, le cou et l'oreille ; le malade les compare à une brûlure au fer rouge. Ces douleurs sont continues avec des paroxysmes, aussi intenses la nuit que le jour ; le malade s'enfouit sous ses draps, couché sur le côté gauche, la face enfoncée dans l'oreiller, insensible à tout ce qui l'environne. La température est élevée et oscille de façon très irrégulière entre 38° et 39°.

Les urines ne renferment pas d'albumine. On tente depuis l'arrivée de ce malade dans le service de soulager la douleur. Il refuse la morphine qui l'épuise. Un traitement spécifique réalisé par deux séries d'injections de novarséno benzol n'a donné aucun résultat.

Une application de radium a été faite les premiers jours du mois d'avril.

Deux tubes représentant 130 milligrammes ont été introduits perpendiculairement aux téguments, sous la direction du Docteur Nogier, l'un au niveau de l'angle de la mâchoire, plongeant vers l'amygdale, l'autre sous le lobule de l'oreille, dirigé prudemment vers la base du crâne, en évitant le trajet des gros vaisseaux de la région. Ils sont laissés en place 48 heures.

Il n'y eut dans les premiers jours aucune atténuation de la douleur. Cependant vers le cinquième jour l'induration cervicale semblait avoir un peu diminué et les douleurs à ce niveau étaient moindres au point que le malade demandait si l'on ne pourrait pas faire une application de radium au niveau de l'articulation temporo-maxillaire.

Examen fait par M. le Professeur Collet :

Paralysie du IX.

Paralysie du récurrent (paralysie de la corde vocale gauche).

Parésie du spinal.

Rien à l'hypoglosse.

Paralysie du sympathique (rougeur de la face — myosis léger — pâleur de la langue à gauche — rougeur du pilier du voile à gauche).

Cet examen des altérations nerveuses doit être complété et doit faire l'objet d'un travail spécial.

OBSERVATION II

(Recueillie dans la Clinique de M. le Professeur JABOULAY *par le Docteur* BONNET)

Squirrhe de la parotide

P... Eugénie, 53 ans, journalière.

Antécédents héréditaires : Père mort subitement. Mère morte, à 75 ans, de rhumatisme ? Trois frères ou sœurs ; un seul reste vivant.

Antécédents personnels : Pas de maladie dans l'enfance ; la malade mariée à 21 ans eut sept enfants parmi lesquels quatre sont encore vivants.

Au moment où la malade fut adressée dans un service de chirurgie en décembre 1910, l'affection datait de trois ans.

Le début de l'affection fut révélée par une *paralysie*

faciale. La malade constata d'abord des troubles de la vue du côté gauche, accompagnés de sensation de picotement dans l'œil et d'accidents de conjonctivite. A peu près vers la même époque on fit remarquer à la malade qu'elle avait « la figure tordue » et elle-même pût le constater à l'occasion d'une photographie.

La malade alla consulter pour ses yeux un spécialiste des plus compétents qui constata l'existence de la paralysie faciale et institua un traitement électrique. Il n'eut pas l'attention attirée du côté de la parotide.

En mai 1910, la malade constata en avant du lobule de l'oreille gauche l'existence d'une petite croûte. Celle-ci tombait, puis se reformait à intervalle de quelques semaines, laissant voir au moment de sa chute une petite ulcération qui ne saignait pas. Peu à peu, la région parotidienne s'indura.

A l'examen, en décembre 1910, la malade présente une paralysie faciale du type périphérique, totale. En avant du lobule de l'oreille on aperçoit une petite croûte jaunâtre, en retrait sur les téguments, attirant de tous côtés la peau, formant ainsi comme une cicatrice étoilée à bords surélevés et indurés.

Tout autour les téguments sont violacés, indurés, formant blindage.

L'induration fait corps en arrière du maxillaire avec les plans profonds s'arrêtant à la mastoïde, blindant le lobule de l'oreille qui est rétracté, attiré vers l'ulcération.

La malade présente une attitude de *torticolis* : le muscle sterno-cleido-mastoïdien est dur, tendu, forme corde sous la peau ; la tête ne dépasse pas, dans les

mouvements vers la droite, la position dite de trois-
quarts ; elle atteint le profil dans les mouvements vers la
gauche.

Des *troubles de l'audition*, caractérisés par des bourdonnements d'oreille, semblent pouvoir être attribués à
la fois à la paralysie faciale et à l'atrésie légère du
conduit auditif externe. Il existe un *trismus* modéré.

L'examen des territoires ganglionnaires révèle du côté
gauche la présence d'une multitude de petits ganglions
durs, tous du même volume, comparables à celui-d'un
grain de plomb, roulant sous le doigt et descendant le
long du cou vers la région sus-claviculaire, sous la forme
de deux ou trois chapelets parallèles. Un chapelet isolé
est perceptible à la nuque.

Immédiatement au-dessus de la clavicule, on perçoit
une double chaîne de ganglions, horizontalement placés,
parallèlement à la clavicule. Leur volume est plus considérable sans cependant dépasser les dimensions d'un
pois.

Quelques ganglions un peu plus volumineux, durs,
isolés, se trouvent dans l'aisselle du côté gauche.

On ne perçoit à droite aucun ganglion d'apparence
pathologique.

L'état général est assez bien conservé.

La malade, revue quelques mois plus tard, présente
une rougeur diffuse érysipélateuse de toute la région
parotidienne dont l'induration s'est accentuée. A ce moment des douleurs atroces, siégant au niveau de l'ulcération et irradiées à l'oreille et à la nuque, empêchent
complètement le sommeil.

La malade èst perdue de vue.

OBSERVATION III

*(Observation due à l'obligeance de MM. Delore.
et Kocher)*

Mme X..., 73 ans. Mariée, trois enfants. Mari mort à un âge avancé d'affection indéterminée. Un enfant mort en bas-âge de paralysie infantile, un autre vers 40 ans d'une affection cérébrale ; pas de syphilis dans les antécédents. Par contre, antécédents néoplasiques familiaux assez chargés : mère morte d'un néoplasme utérin ; une tante, une arrière-grand'mère et une belle-mère ayant eu des néoplasmes du sein et viscéraux.

Personnellement, toujours excellente santé, existence très laborieuse, semée de très grands chagrins. Aucune affection sérieuse, quelques crises de rhumatisme articulaire n'ayant laissé aucune trace.

L'affection actuelle remonte à il y a deux ans. Du reste, son début est difficile à faire préciser. En effet la malade raconte qu'en réalité il y a de nombreuses années (18 à 20) qu'elle s'aperçut de la présence, au-dessous du lobule de l'oreille gauche, d'une petite « glande » du volume d'un gros pois, roulant sous le doigt et absolument indolore ; elle n'y prêta aucune attention jusqu'à ces dernières années où la tumeur avait atteint le volume d'une noisette environ.

Il y a deux ans, l'entourage de la malade remarqua à son réveil qu'elle avait la bouche légèrement déviée et on attribua ce début de *paralysie faciale* à une petite attaque ; un médecin consulté, fut de cet avis et on s'accoutuma à cette déviation des traits, qui du reste ne s'atténua pas, mais alla au contraire en augmentant progressivement.

Ce n'est qu'il y a huit mois, qu'un chirurgien consulté pour un autre membre de la famille, examina par hasard notre malade et porta le diagnostic de tumeur maligne de la parotide.

A cette époque on notait :

1° Induration ligneuse de toute la parotide gauche sans tuméfaction de la peau, ni modifications de coloration des téguments ; la petite tumeur sous le lobule de l'oreille était adhérente aux plans profonds et on notait de nombreux petits ganglions très durs, carotidiens et déjà sus-claviculaires.

2° Paralysie faciale très nette, avec effacement des rides du côté gauche, déviation de la bouche, légère déviation du nez, pas de chute de la paupière supérieure, pas de larmoiement, aucune lancée dans la tête, aucune douleur à l'examen direct, excellent état général.

Une intervention proposée à ce moment là (ablation de la tumeur et des ganglions, résection du maxillaire) est rejetée par l'entourage.

Depuis ce moment-là, la tumeur continue à évoluer lentement et il y a environ deux mois apparaissent deux points ramollis : l'un en avant du pavillon de l'oreille, l'autre en arrière ; de plus, on note une infiltration très dure de la joue gauche et de la région latérale du cou vers les muscles styliens. On propose alors une application de radium : deux tubes sont mis en place pendant 48 heures, après moucheture de la peau, au niveau des

deux points ramollis ; l'antérieur, presque horizontalement sous les téguments, pour éviter le voisinage du
facial et des vaisseaux ; l'autre verticalement dans la
profondeur en arrière de l'oreille. Comme suites opéra-
toires on note le lendemain : paralysie faciale complète
du côté opéré, beaucoup plus accusée qu'avant l'opération et qui se renforça encore les jours suivants : impossibilité de fermer l'œil gauche, larmoiement et déviation
très accusée du nez et de la bouche. Par contre, sur la
tumeur les effets furent heureux : les points ramollis se
séchèrent et se flétrirent rapidement ; les mouchetures
s'oblitérèrent, l'ulcération de la tumeur fut évitée ; en
même temps on nota un assouplissement notable de la
joue et des muscles du cou.

Ces derniers quinze jours, apparition de douleurs
extrêmement pénibles dans la région du dos entre la
colonne dorsale et lombaire ; ces douleurs prises par
la malade pour un lumbago, traduisent vraisemblable-
ment une métastase médullaire ; grandes difficultés dans
la marche, légère exagération des réflexes ; douleurs en
ceinture parfois si violentes qu'elles enlèvent le sommeil ;
à noter également quelques lancées parotidiennes ; l'état
général qui avait été excellent jusqu'à ces derniers temps
semble décliner rapidement : amaigrissement, inappé-
tence, teint un peu jaune-paille. La malade est obligée
de garder le lit.

On essaie actuellement sans grand espoir des injections sous-cutanées d'électro-sélénium.

OBSERVATION IV

(*In Thèse* MICHAUX 1883)

Squirrhe atrophique de la parotide

Le 22 juin 1882, le nommé Wuilliot Cl..., âgé de 76 ans, ancien menuisier, entre à l'hôpital Lariboisière, dans le service de M. le Professeur S. Duplay (salle Saint-Honoré, 13) pour une paralysie faciale des plus accentuées et une induration très marquée de la région parotidienne gauche dont le début remonte à quatre ou cinq ans environ.

Bien qu'âgé de 76 ans, c'est encore un homme assez vigoureux auquel, à première vue, on ne donnerait certainement pas son âge. Il n'a d'ailleurs guère fait de maladies pendant 76 ans. En 1862, il a été soigné à l'hôpital Lariboisière pendant quarante-quatre jours pour un rhumatisme articulaire aigu dont il s'est d'ailleurs assez bien rétabli. Il n'a jamais eu d'affection vénérienne ni syphilitique.

Ses antécédents héréditaires ne nous révèlent également ment absolument rien qui mérite d'être signalé. Son père est mort à 84 ans ; sa mère à 79. Il a encore une sœur âgée de 82 ans et qui portait il y a deux ans une petite tumeur à la tempe, tumeur sur la nature le laquelle il ne peut rien nous apprendre. Dans sa famille il n'y a personne à sa connaissance qui ait été atteint d'une affection organique quelconque.

3 .

C'est à la fin de l'année 1877, ou au commencement de 1878, que le malade a vu survenir du « *renversement de la paupière inférieure gauche et en même temps un très léger degré de déviation faciale* ». Vers la même époque, un ou deux mois après, le malade s'est aperçu d'une petite induration du volume d'un haricot siégeant en arrière de l'articulation temporo-maxillaire, au niveau de la région parotidienne.

Six mois après, la paralysie de la paupière et son renversement étaient beaucoup plus marqués, la déviation faciale existait toujours sans être beaucoup plus prononcée et l'induration parotidienne avait manifestement augmenté de dimensions.

Depuis cette époque le malade a vu tous ces phénomènes augmenter lentement et graduellement pour arriver, surtout depuis six mois, au degré où on les observe actuellement ; dans ces deux dernières années, quelques élancements douloureux fort peu intenses sont survenus, un peu plus accentués chaque jour et en même temps l'induration parotidienne s'étendait de plus en plus.

Mais la chute de la paupière inférieure a toujours été le phénomène dominant pour lequel le malade a même été traité par la suture partielle de l'angle externe de la fente palpébrale par le Docteur Gillet de Grandmont. Ajoutons que sa santé n'est pas sensiblement altérée et que, comme nous le disions en commençant, on ne lui donnerait jamais les 76 ans qu'il a en réalité.

Aujourd'hui le malade se présente avec les signes fonctionnels suivants :

1° Tous les signes d'une hémiplégie faciale d'origine périphérique : paralysie de l'orbiculaire des paupières, renversement de la paupière inférieure, la paupière supérieure maintenue par le releveur, ne pouvant plus s'abaisser complètement, l'œil est à découvert, la conjonctive un peu injectée.

Il y a un peu de déviation du nez. La joue paralysée est flasque, soulevée par l'expiration, la parole, avec impossibilité de souffler ou de siffler ; difficulté de la mastication, les aliments restent entre la joue et l'arcade alvéolaire : l'écoulement de la salive est involontaire et enfin il y a déviation de la face du côté sain. Il ne m'a pas semblé qu'il y eut de la paralysie du voile du palais, pas de troubles dans la déglutition des liquides, pas de déformation des arcades du voile palatin. Il n'y a pas davantage de déviation bien marquée de la langue ; elle se meut cependant peut-être un peu plus difficilement en haut et à gauche. Peut-être y aurait-il, d'après le dire du malade, un peu de diminution ou de perversion du goût.

Depuis deux ans il souffre davantage ; les élancements douloureux comparés par le malade à des secousses électriques, descendent de la tempe, partent de l'œil pour se propager vers la région parotidienne et de là descendre parfois vers le creux sus-claviculaire où ils se perdent. Ces élancements ne sont pas bien vifs, mais leur existence est incontestable.

J'ai inutilement cherché à savoir quel était l'état de la secrétion salivaire de ce côté, s'il y avait par moments un peu de sécheresse de ce côté de la bouche : le malade n'a pu me répondre.

Il n'a jamais eu d'hémorragies, ni par la bouche, ni par l'oreille. L'ouïe est bien diminuée du côté malade ; une forte montre n'est pas entendue au contact, du côté gauche ; de l'autre côté, au contraire, elle est perçue à un ou deux centimètres de l'orifice externe du conduit auditif. Elle est perçue même à gauche par la transmission du crâne.

On constate à l'examen de la région parotidienne gauche, une dépression légèrement excoriée siégeant un peu au-dessus du col de la mâchoire, en avant du lobule de l'oreille.

De cette petite dépression partent plusieurs plis ou rayons qui se portent en rayonnant vers la joue, l'arcade zygomatique, l'angle du maxillaire inférieur, et qui marquent à merveille le caractère atrophique, la rétraction que présente au plus haut degré la lésion observée.

La dépression elle-même et toute la région avoisinante sont le siège d'une induration squirrheuse avec une consistance ligneuse uniforme. Cette induration commence au-dessous de l'arcade zygomatique, atteint à peine en bas l'angle de la mâchoire, s'étend, au contraire, davantage en avant, où on perçoit ses dernières limites jusqu'en avant du masséter, à cinq ou six centimètres de distance du pavillon de l'oreille.

Ce pavillon n'adhère pas à la tumeur, cependant la paroi antérieure du conduit auditif externe est certainement plus épaisse, et la conque de ce côté est également augmentée de consistance et d'épaisseur, comme la comparaison avec le côté opposé le fait sentir d'une façon bien plus nette.

L'examen de la cavité buccale nous montre une muqueuse un peu pâle, mais absolument saine, et, en saisissant entre les doigts toute l'épaisseur de la joue, on sent manifestement l'induration (que l'on peut alors prendre entre le pouce et l'index) se propager en suivant le canal de Stenon, jusque dans la parotide accessoire.

L'amygdale est saine, ainsi que la portion voisine du pharynx.

Enfin, à partir de la tumeur, une chaîne ininterrompue de petits ganglions, très durs et devenus squirrheux, descend obliquement sur le sterno-mastoïdien, gagne le creux sus-claviculaire, où l'on sent très bien un certain nombre de ganglions indurés et aussi peu volumineux.

Diagnostic : Squirrhe — atrophique — type de la parotide.

Le malade, qui s'ennuyait beaucoup à l'hôpital, sort, sur sa demande, dans les premiers jours de juillet.

Il rentre en décembre 1882 ; la lésion a fait des progrès considérables, elle a envahi la peau et marche avec une grande rapidité. Les paupières sont énormément œdèmatiées. Le malade se plaint de ne pouvoir presque plus écarter les dents, il mange pourtant encore assez bien ; l'état général est encore satisfaisant, l'amaigrissement n'est pas très marqué.

Localement toute la région mastoïdienne est le siège d'un œdème dur et rouge qui descend vers le cou et se prolonge en avant jusqu'aux lèvres. Toute la peau est prise jusqu'aux sillons palpébro-génien et naso-génien ; la région temporale est encore dépressible, quoique manifestement indurée. Sur la joue, un ou deux points font saillie en boutons de coloration rouge et violacée comme le reste.

Le pavillon de l'oreille fortement injecté s'est incliné en avant, le lobule est très infiltré et semble se recroqueviller vers la conque. La petite ulcération notée tout d'abord s'est un peu agrandie en surface, pas en profondeur ; vers le menton, les lésions de la peau atteignent la ligne médiane ; le sterno-mastoïdien n'est envahi qu'à sa partie supérieure ; la lésion est limitée à ce niveau par le sillon qui sépare les deux régions sus et sous-hyoïdiennes.

Il n'y a pas d'engorgement des ganglions sous-occipitaux ; mais dans la partie du triangle sus-claviculaire, on sent huit à dix cordons lymphatiques très durs, encore très perceptibles, quoique plus minces au-dessus de la clavicule. En arrière de ces lymphatiques, on voit encore se dessiner sous la peau un petit ganglion lymphatique et la partie inférieure du vaisseau qui s'y rend.

En se dirigeant d'arrière en avant, un lymphatique du volume d'une plume de corbeau avec un ganglion qui occupe le milieu de son trajet ; puis, plus en avant, cinq ou six troncs minces et durs se dessinent sous la peau, donnant la sensation de petits fils de fer tendus sous l'enveloppe cutanée ; ces lymphatiques sont surtout sensibles à la partie supérieure du triangle sus-claviculaire ; enfin, près du sterno-mastoïdien en avant, plusieurs petits ganglions, dont un plus volumineux, donnent naissance à des lymphatiques que l'on sent très bien résister sous le doigt.

La paralysie faciale est toujours complète, l'œil sain derrière les paupières œdèmatiées, la surdité s'est augmentée.

Notre malade ne reste que quelques jours à l'hôpital, il retourne chez lui.

Janvier 1883. — W... obtient son admission à Bicêtre,

la lésion continue de progresser, le malade s'affaiblit de jour en jour ; il ne tarde pas à succomber en avril.

L'observation se termine par les résultats de l'autopsie et de l'examen histologique dont la conclusion est « squirrhe intéressant la totalité de la glande parotide ».

OBSERVATION V

(*In Thèse de* MICHAUX 1883)

Squirrhe en plaques ou diffus de la région parotidienne

Le nommé Robert Toussaint, 52 ans, ciseleur, né à Mantes, est entré salle Saint-Honoré, lit n° 7, le 8 février 1882 ; il sort le 10 mai, pour aller à Vincennes.

Il y a quarante ans que cet homme a reçu sur la tête un coup de pied de cheval qui a produit des désordres considérables pour laisser encore aujourd'hui des cicatrices très visibles.

L'année suivante, il a encore fait sur la tête une chute du haut d'un peuplier.

Fait plus important peut-être à noter : il y a vingt ans, il lui est survenu, au niveau de la région parotidienne gauche, un abcès qui a été incisé et qui s'est guéri sans complications, laissant une cicatrice encore visible.

En 1849, il a eu la fièvre scarlatine ; en 1851, la fièvre typhoïde ; en 1854, une éruption furonculeuse. En 1855, il a reçu, au niveau de la moitié droite du maxillaire infé-rieur, un éclat d'obus qui n'a pas occasionné de trop grands dégâts ; la même année, il a eu des manifesta-tions buccales de scorbut, et, l'année suivante, les fièvres intermittentes.

Jusqu'en 1880, il a été bien portant ; au commence-ment de cette année, il a été pris de fluxion de poitrine.

Questionné avec soin, le malade ne nous apprend aucun antécédent syphilitique. Il n'y a non plus dans sa famille aucun antécédent cancéreux.

Au mois d'octobre 1880, sans aucune douleur, sans aucune secousse, *le malade a remarqué qu'il se produi-sait peu à peu une déviation particulière des traits : c'était le début d'une paralysie faciale gauche,* qui per-siste encore avec ses signes habituels, l'orbiculaire des paupières n'étant que très légèrement atteint. Dès le début de cet hémiplégie faciale, il a été traité par l'iodure de potassium, qu'il n'a cessé de prendre que lors de son entrée à l'hôpital.

Au mois de septembre 1881, c'est-à-dire *près d'un an après seulement,* le malade s'est aperçu de la présence de petites boules paraissant situées dans la peau de la région antéro-latérale gauche du cou, et formant une sorte de chaîne partant de la région parotidienne pour venir traverser toute la région sterno-mastoïdienne et se perdre à la partie supérieure du thorax, sous la cla-vicule.

Peu à peu toute la région sterno-mastoïdienne gauche a été envahie par cette induration particulière. Il est survenu un gonflement peu considérable, sans réaction inflammatoire d'aucune sorte, accompagné d'une induration très marquée des parties atteintes. Du reste, pas de douleurs, ni d'élancements profonds, pas de difficulté dans la déglutition, à peine quelques fourmillements à la partie supérieure du thorax.

Toutefois, depuis l'apparition de ces phénomènes, le malade est encore gêné par des bourdonnements d'oreille, surtout marqués dans la position horizontale. Ces différents symptômes l'ont amené à l'hôpital Saint-Louis le 5 décembre 1881 ; il en est sorti le 16 du même mois, sans aucune intervention.

Il est rentré à Lariboisière, salle Saint-Honoré, n° 7, le 8 février 1882, et il se présente dans l'état suivant :

Ce qui frappe tout d'abord, c'est une hémiplégie faciale gauche complète ; l'orbiculaire des paupières, sans être complètement paralysé, est incontestablement atteint, car le malade ne peut fermer complètement l'ouverture palpébrale. En résumé : hémiplégie faciale gauche, se présentant avec les caractères assignés aux hémiplégies d'origine périphérique. La vue et l'exploration de la région parotidienne gauche viennent, en effet, confirmer le diagnostic et nous en révéler la cause.

On constate, immédiatement au-dessous de l'oreille, au niveau de la cicatrice de l'abcès du cou, une dépression profonde qui part un peu en arrière du lobule, et qui vient, traversant la partie supérieure de la région sterno-mastoïdienne gauche, se perdre vers la partie supérieure du cartilage thyroïde.

Tous les tissus des régions avoisinantes sont le siège d'une induration considérable, ligneuse, qui s'étend en haut, jusqu'à l'arcade zygomatique, se prolonge fort en avant jusqu'aux limites les plus antérieures de la région parotidienne, descend en bas jusqu'à la partie supérieure de la région sterno-mastoïdienne gauche, envahissant même le chef claviculaire de ce muscle, et enfin dépasse le pavillon de l'oreille et l'apophyse mastoïde.

Dans toute cette étendue, mais surtout au niveau de la région parotidienne, en avant du tragus et en arrière du pavillon dans la région mastoïdienne la peau fortement épaissie et indurée, faisant corps avec les tissus sous-jacents, adhère fortement à toutes les parties voisines ; elle est en même temps très colorée, d'un rouge vif, dans toute l'étendue de l'induration et même au-delà.

Cette masse indurée est sillonnée çà et là de plis ou dépressions peu profondes déterminant des saillies bosselées, plus ou moins considérables et limitant des nodosités encore plus dures, dont les unes siègent simplement dans la peau, dont les autres occupent le tissu cellulaire sous-cutané et même les tissus plus profonds. C'est ainsi qu'en avant du tragus existe une petite saillie étalée du volume d'une petite noisette, et qu'immédiatement en arrière du pavillon on en trouve une autre du volume d'un gros pois siégeant principalement dans la peau ; dans d'autres endroits et notamment à la partie supérieure du masséter, l'induration présente un véritable semis de petites saillies du volume d'une grosse tête d'épingle, rappelant beaucoup l'aspect dit « en peau d'orange ».

La glande parotide participe d'une façon des plus manifestes à l'induration et à la rétraction de tous les tissus de la région ; je n'ai pas pu savoir si c'était par elle qu'avaient débuté les lésions.

Le pavillon de l'oreille est épaissi, induré, sclérosé, surtout dans sa moitié inférieure, le tragus et l'antitragus venant pour ainsi dire converger vers l'orifice. Outre cet épaississement, nous devons signaler la coloration presque violacée du pavillon, qui est comme le centre plus foncé des modifications de coloration que nous avons déjà signalées sur toute la tumeur.

L'exploration du conduit auditif est rendue impossible par le gonflement et la sclérose du pavillon qui se prolonge dans le conduit auditif externe, d'où il résulte que celui-ci est transformé en une fente verticale ne permettant pas l'exploration.

En descendant encore pour compléter l'exploration de la tumeur, nous ajouterons que le sterno-mastoïdien, et surtout son faisceau claviculaire, participe au ratatinement de tous les tissus voisins avec lesquels il est absolument confondu à la partie supérieure. L'induration se prolonge plus bas sur le faisceau claviculaire sans atteindre cependant tout à fait l'insertion claviculaire.

Etant donné cette induration et la rétraction qui caractérisent spécialement cet épaississement des tissus, il est facile de comprendre la raideur et la difficulté des mouvements de la tête et du cou, ainsi que l'inclinaison du côté malade qui constituent un véritable torticolis.

Ajoutons, pour terminer, que l'exploration de la bouche et du pharynx ne révèle absolument aucune lésion.

Comme phénomènes fonctionnels et généraux, nous devons encore noter une conservation remarquable de l'état général, un amaigrissement à peine marqué, l'absence de tout signe de cachexie. L'exploration des autres organes ne révèle aucune altération cancéreuse.

Localement, une indolence absolue tant spontanément qu'à la pression, à peine parfois quelques élancements spontanés dans la région temporale, quelques fourmillements vers la clavicule. Absence complète de troubles cérébraux, ni vertiges, ni éblouissements.

On doit signaler seulement une insomnie constante, fort pénible, produite surtout par de l'inquiétude et une sensation de chaleur qui s'étend à toute la moitié gauche de la tête et du cou.

L'acuité visuelle est normale à gauche; quant à l'oreille, l'acuité auditive est moindre à gauche qu'à droite ; la montre perçue à 10 centimètres à droite ne l'est guère qu'à 5 centimètres à gauche.

A l'oreille droite il n'y a aucun bourdonnement ; à gauche, au contraire, ils sont très marqués, surtout dans la position horizontale, et se traduisent par une série de battements nullement isochrones au pouls.

Diagnostic : Squirrhe en plaques ou en cuirasse de la région parotidienne.

Longtemps gardé en observation, soumis encore au traitement par l'iodure de potassium, la tumeur ne semblant pas faire de grands progrès, le malade va à Vincennes le 10 mai 1882.

Il a été revu dans les dix premiers jours d'août : la tumeur s'était encore étendue en bas, elle avait envahi presque toute la peau jusqu'à la clavicule.

OBSERVATION VI

(*In Thèse de* MICHAUX 1883)

Squirrhe atrophique

A l'époque où j'observais, chez M. Duplay, ces deux types de squirrhe parotidien, j'ai rencontré une femme âgée de plus de 60 ans, petite, sèche, qui était certainement atteinte de squirrhe atrophique de la parotide.

Je n'ai malheureusement pu avoir aucun renseignement historique, mais il existait une *paralysie faciale unilatérale complète*, un enfoncement du creux parotidien d'où partaient des rayons certainement squirrheux, sans grand changement de coloration du tégument externe. L'oreille était entièrement recroquevillée, ratatinée vers la conque. — La déformation d'ensemble était frappante.

Ce fait, quelque incomplet qu'il soit, prouve que la forme atrophique n'existe pas à titre d'exception chez notre malade ; c'est certainement une forme rare, mais on peut néanmoins la rencontrer.

OBSERVATION VII

(Demarquay. — *In Union Médicale*, 1857, p. 413)

Squirrhe de la parotide — Extirpation
Guérison

Le malade est un prêtre, âgé de 50 ans, demeurant à Evreux ; constitution forte, tempérament sanguin, santé générale excellente ; jamais de maladie grave. Il y a 25 ans, il a eu, à la suite d'une fluxion dentaire, un abcès au niveau de l'angle de la mâchoire, du côté droit, dans un point qui correspond à la partie inférieure de la tumeur, qui l'amène à la maison de santé. Depuis cette époque jusqu'au mois de janvier dernier, il ne s'est aperçu de rien dans cette région ; mais alors il éprouva quelques élancements et s'aperçut d'un léger gonflement occupant la région parotidienne droite ; depuis ce moment, la tumeur et les douleurs lancinantes ont progressivement augmenté.

Etat actuel, 9 décembre 1848 : Toute la maladie consiste dans une tumeur qui occupe toute la région parotidienne droite ; hors de là, santé parfaite. Cette tumeur s'étend en avant sur le masséter ; en arrière sur le sterno-mastoïdien jusqu'à l'apophyse mastoïde ; supérieurement elle est limitée par le conduit auditif externe ; inférieurement elle envoie un prolongement plus étroit qui se dirige obliquement jusqu'à l'os hyoïde. Cette tumeur est dure, immobile, recouverte d'une peau également peu mobile, mais qui est le siège d'un grand développement vasculaire ; le prolongement inférieur est assez mobile et glanduliforme ; insensible à la pression, elle est le siège de douleurs lancinantes et térébrantes qui reviennent fréquemment et depuis quelques semaines interrompent son sommeil. La bouche est un peu tirée à gauche, aucun mouvement ne se produit dans les muscles de la partie inférieure droite de la face du côté droit, mais les paupières de ce côté se ferment complètement, il y a évidemment *paralysie de la branche cervico-faciale de la 7e paire.*

L'extirpation de cette tumeur, approuvée par MM. Marjolin, Blandin, Nélaton et Denonvillers, est pratiquée par M. Monod, le 12 décembre 1848, de la manière suivante :

Suit le récit de l'opération.

OBSERVATION VIII (Résumée)

(Duplay, *recueillie par* Golay, *In Progrès Médical* 1877)

Epithélioma de la glande parotide

D'après le malade que je vous présente, la tumeur paraît s'être modifiée rapidement et avoir envahi en peu de temps toute la région parotidienne, mais je suis volon-

tiers porté à mettre en doute les renseignements que nous
donne ce malade.

Voici ce qu'il présente à son entrée dans le service :
La région parotidienne droite est occupée par une tumeur saillante, de forme conique, étendue de l'apophyse
mastoïde au bord postérieur du maxillaire inférieur sur
lequel elle empiète et du condyle à l'angle de la mâchoire sur lequel elle empiète un peu. Elle répond très
exactement à la loge parotidienne et paraît la remplir.
La peau est intacte, légèrement tendue, mais en raison
de sa mobilité, on peut affirmer qu'elle n'a contracté
aucune adhérence avec la production morbide. La tumeur s'enfonce profondément dans le creux parotidien ;
aussi les mouvements communiqués ne se transmettent-
ils que difficilement à la masse, et bien qu'elle ne paraisse pas adhérer aux os, elle est très peu mobile sur
les parties profondes. Sa surface extérieure est inégale ;
elle est parsemée de bosselures dont deux en particulier
assez volumineuses et plus dures que le reste de la
masse morbide. L'une, de la grosseur d'une noisette, siège
à peu près au centre de la tumeur ; l'autre est située sur
son bord postérieur, dans le voisinage de la mastoïde.

La consistance de la tumeur présente aussi des diffé-
rences dignes d'être notées ; elle présente par places des
noyaux plus durs et doués d'une consistance fibreuse et
même cartilagineuse. Indolente à la pression, la tumeur
est depuis deux mois le siège d'élancements spontanés,
irradiant du côté de la mâchoire inférieure et surtout du
côté de l'oreille. Mais, et j'insiste sur ce point, les douleurs sont peu intenses. Il est fréquent de voir les tumeurs
de la parotide se compliquer, d'écoulements d'oreille et

se produire des troubles de l'ouïe. Mais rien de cela n'existe chez ce malade.

Par contre, il a vu survenir depuis deux mois et demi une *complication très fréquente des tumeurs de la parotide et qui a une grande importance au point de vue du diagnostic et du pronostic : c'est l'hémiplégie faciale.*

Chez notre malade elle ne porte que sur les muscles innervés, par la branche cervico-faciale du nerf de la 7ᵉ paire et se traduit par la paralysie de l'orbiculaire des lèvres et celle du buccinateur. Le malade ne peut siffler et, dès qu'il rit, sa commissure labiale droite est attirée vers celle de gauche. Tous les muscles, au contraire, auxquels se distribue la branche temporo-faciale : frontal, sourciller, etc... ne sont nullement atteints.

Cette paralysie survenue à une *période peu avancée du développement du mal* doit faire supposer que le nerf est non seulement comprimé, mais envahi par la production morbide.

La sensibilité cutanée est conservée. Par sa position, la tumeur s'oppose aux mouvements réguliers de la mâchoire, elle gêne la mastication et un peu la déglutition.

Notre malade est vigoureux, la santé générale est parfaite, il n'accuse ni amaigrissement ni perte des forces, et rien de ses antécédents n'est de nature à expliquer l'origine de l'affection qu'il porte.

CONCLUSIONS

La paralysie faciale est un symptôme habituel et banal des tumeurs malignes de la parotide.

Mais elle a dans la forme atrophique du cancer (squirrhe de la parotide) une valeur tout à fait spéciale.

Elle est un symptôme constant.

Elle est un symptôme précoce.

Elle peut être pendant longtemps le seul symptôme — en l'absence de tumeur perceptible ou apparente — et retenir seule l'attention.

La tumeur de la parotide est alors méconnue pendant des mois ou des années.

Le squirrhe à un moment donné devient manifeste sous forme d'une cicatrice déprimée reposant sur une région indurée.

A ce moment l'existence de la paralysie faciale coïncidant avec une induration est encore d'une interprétation difficile.

Le diagnostic se pose alors entre :

Mastoïdite avec paralysie faciale ;
Squirrhe de la parotide avec paralysie faciale.

D'autres symptômes de compression des nerfs à la base du crâne se groupent en syndromes paralytiques qui paraissent être sous la dépendance de la compression nerveuse au niveau de l'espace sous-maxillaire postérieur par le prolongement pharyngien de la parotide.

Le Président de la Thèse,
TIXIER.

Vu :
Le Doyen,
HUGOUNENQ.

Vu et permis d'imprimer :

Lyon, *le 28 avril 1920.*

Le Recteur, Président de l'Université,
JOUBIN.

BIBLIOGRAPHIE

COLLET. — *Lyon Médical* (avril 1915).

CHRÉTIEN. — *Article Parotide in Dictionnaire des Sciences Médicales* de Déchambre.

DENUCÉ. — *Bulletin Soc.-Anato* (1849).

DUHAMEL. — *Thèse de Paris* (1900).

DUPLAY. — *In Progrès Médical* (1877).

HARTMANN. — *In Traité de Chirurgie*, de Duplay et Reclus.

LENORMANT. — *In Précis de Pathologie externe.*

MICHAUX. — *Thèse de Paris* (1854).

DEMARQUAY. — *Squirrhe parotide in Union Médicale* (1857).

MINELLE. — *Thèse de Paris* (1896).

RODRIGUEZ. — *Thèse de Paris* (1890).

TILLAUX. — *Traité d'Anatomie Topographique.*

VALOT. — *Thèse de Paris* (1870).

VERNET. — *Thèse de Lyon* (1915).

207

www.ingramcontent.com/pod-product-compliance
Lightning Source LLC
LaVergne TN
LVHW050110060726
842524LV00003B/1030